NOTICE MÉDICALE

SUR LES

BAINS DE MER DU CROISIC,

ET

SUR L'EFFET THÉRAPEUTIQUE

DES EAUX MÈRES, DE L'HYDROTHÉRAPIE MARINE,

ET DES BAINS DE SABLE,

ADMINISTRÉS A L'ÉTABLISSEMENT DU CROISIC.

Prix : 1 fr. 25 c.

PARIS.

LABÉ, LIBRAIRE DE LA FACULTÉ DE MÉDECINE,

place de l'École-de-Médecine.

1855

NOTICE MÉDICALE

SUR LES

BAINS DE MER DU CROISIC,

ET

SUR L'EFFET THÉRAPEUTIQUE

DES EAUX MÈRES, DE L'HYDROTHÉRAPIE MARINE,

ET DES BAINS DE SABLE,

ADMINISTRÉS A L'ÉTABLISSEMENT DU CROISIC.

PARIS.

LABÉ, LIBRAIRE DE LA FACULTÉ DE MÉDECINE,
place de l'École-de-Médecine.

1855

L'établissement des Bains du Croisic a été fondé assez récemment pour qu'on y ait réalisé toutes les améliorations matérielles qu'a successivement signalées l'expérience. Il se recommande sous ce rapport aux baigneurs; mais il mérite à d'autres égards de fixer l'attention des médecins auxquels s'adresse cette courte notice.

En indiquant les innovations thérapeutiques qui font des Bains du Croisic un établissement d'eaux minérales sans analogue, il est facile de se garder des exagérations dont on suspecte à bon droit la bienveillance trop élogieuse.

Quand on préconise une source minérale, on incline, presque malgré soi, à en exalter les effets utiles; le médicament restant toujours le même, on élargit le cercle de ses indications, pour compenser ainsi ce que son emploi légitime aurait eu de trop restreint.

Ici les conditions sont tout autres; la mer est un élément de médication bien connu, dont les indications ont été plutôt trop étendues que trop restreintes. Si l'analyse chimique n'a pas d'agent nouveau à y découvrir, la thérapeutique est loin d'avoir dit son dernier mot sur ses propriétés curatives.

Substituer des données positives à de simples aperçus, remplacer par un emploi méthodique de vagues tentatives, serait rendre à la science et par suite aux malades un signalé service.

Tel est le but qu'on s'est proposé aux Bains de mer du Croisic. S'ils se distinguent des autres établissements du littoral, c'est par le mode d'administration qui leur est propre et qui fournit au médecin des ressources encore ignorées ou inexploitées.

Nous nous bornerons à exposer les formes variées sous lesquelles l'eau de mer s'administre au Croisic, et à montrer combien, en en modifiant l'emploi, on a étendu la sphère d'action du remède. La tâche sera d'autant plus aisée, que rien, dans l'établissement, n'a été donné au hasard; on a appliqué seulement, et pour la première fois, aux bains de mer, des procédés qu'avait ailleurs sanctionnés l'expérience. Aussi bien pourrait-on dire que le Croisic résume à lui seul les bains de mer tels que nous les administrons en France et les bains minéraux salins les plus vantés de l'Allemagne.

ÉTUDE THÉRAPEUTIQUE

BAINS DE MER DU CROISIC.

BAINS DE MER.

L'usage des bains de mer est devenu , grâce à la rapidité des communications , presque une habitude hygiénique. Les familles des grandes villes se sont accoutumées à quitter leur atmosphère plus pesante, pour venir réparer en quelques semaines les fatigues de l'année. Peu à peu l'exemple a encouragé de nouveaux baigneurs , et leur nombre s'accroît à chaque saison.

Bien que d'utiles résultats aient été ainsi obtenus , peut-être cette vogue n'a-t-elle pas été exempte de tout inconvénient. On s'est pris trop volontiers à regarder les bains de mer presque comme une distraction. En voyant tant de gens entreprendre à l'aventure des cures de hasard ou de fantaisie , on a été au moins convaincu que le remède était fort inoffensif. Tandis qu'un malade s'entourait de précautions et de conseils avant de se risquer aux bains salés de Kreutznach ou de Nauheim , il lui eût semblé superflu de solliciter un avis pour se rendre aux bains salés de la Méditerranée ou de l'Océan.

Il en est advenu que les individus débilités, mais sans maladie définie, ont fréquenté presque seuls les établissements du littoral, et que les malades atteints d'affections caractérisées ont demandé aux sources composées des mêmes principes que l'eau de mer un secours qu'ils supposaient bien autrement efficace.

D'autres raisons mieux fondées ont contribué à provoquer et à entretenir cet état de choses.

Le bain de mer est un médicament d'une grande puissance, mais, qu'on excuse le mot, d'une égale brutalité. Le médecin, en en prescrivant l'emploi, ne peut ni le régler ni le modérer, il livre son malade à un élément dont il subit au hasard les indomptables caprices. Ni la quantité des principes actifs, ni la température, ni le degré d'impulsion de l'eau, ni la chaleur ambiante, ne sont sous sa dépendance. Or, quel est le remède, parmi ceux que nous conseillons, auquel nous aurions foi, s'il fallait ainsi l'abandonner aux événements ?

Quand une médication échappe à notre surveillance, il est de règle et de devoir d'en abaisser la dose, en sorte que, réduite à ses moindres proportions, elle évite au moins les dangereux excès.

C'est ce qui est arrivé pour les bains de mer. L'administration a été la même pour toutes les indications, et les malades, confondus avec les baigneurs, ont partagé les mêmes exercices; tout au plus en ont-ils usé avec moins de hardiesse. Si bien qu'on a eu l'étrange exemple d'une médecine que les gens bien portants s'administraient à plus haute dose et avec une plus persévérante énergie que les malades.

Cette espèce de laisser-aller, qui tendrait à transformer une action thérapeutique en une simple pratique d'hygiène, s'ex-

plique lorsqu'on met en œuvre une source minérale insigni-
fiante, ou douée de ces propriétés placides qu'elle partage-
rait à la rigueur avec les bains de rivière.

L'eau de mer est, tout à l'inverse, au premier rang des
eaux minérales les plus puissantes ; elle est chargée de principes minéralisateurs, dissous en telle proportion, qu'on
n'oserait pas en prescrire à l'intérieur l'usage prolongé. Si
donc le médecin n'en tire pas tout le parti qu'il serait juste
d'attendre, il faut en chercher la cause ailleurs que dans la
nature même de l'eau minérale.

C'est ce qu'on a compris au Croisic, et, le problème une
fois posé, rien de ce qui pouvait conduire à sa solution n'a
été négligé. La méthode qui a présidé à l'installation thérapeutique de l'établissement est facile à comprendre et non
moins facile à exposer : elle se résume tout entière dans les
données suivantes.

Le bain de mer n'a perdu la place à laquelle il avait droit,
parmi les agents curatifs, que parce que le traitement, indocile aux prescriptions du médecin, rebelle à tout contrôle,
ne pouvait pas s'administrer d'après des règles fixes. La
première indication est donc de mettre de l'ordre dans ce
désordre, et de forcer le médicament à se plier aux exigences.

Or quels sont les empêchements qu'il s'agit de vaincre ?
L'obstacle une fois connu est, comme on le dit avec raison,
plus qu'à demi surmonté.

1° La première condition à exiger d'une cure d'eau minérale, c'est la rigoureuse observance du traitement. Il suffit d'avoir parcouru les bains les plus renommés pour avoir

été frappé de l'exactitude monotone avec laquelle les moindres prescriptions s'exécutent ; là est en grande partie l'explication des meilleurs succès. Telle eau , qui avait paru peu efficace lorsqu'on en usait à son gré , acquiert de merveilleuses vertus lorsque le malade , forcément discipliné , n'omet aucune des minutieuses observances.

A la mer, la température si mobile , les variations atmosphériques, les nécessités de la marée sur nos côtes de l'ouest et du nord, rompent toutes les habitudes. Si, par certains côtés et pour certains malades , cette variété obligée a de réels avantages, pour d'autres , elle est un inconvénient sérieux et jusqu'ici inévitable.

L'établissement du Croisic a réalisé un premier progrès par la construction d'une vaste *piscine*, qui remédie , au moins en partie, à ce fâcheux état de choses qu'on avait entrevu jusqu'ici, sans essayer de le corriger.

Un pareil perfectionnement n'aurait qu'une importance secondaire, s'il n'était une des expressions d'un principe qui, une fois admis et poursuivi jusque dans ses dernières conséquences, doit amener à de plus grands résultats.

2° Les sources minérales sont organisées de façon à permettre le libre dosage du médicament ; si les substances en solution dans l'eau sont peu actives et peu abondantes, on le compense en imposant au malade de boire l'eau en plus grandes quantités, ou en prolongeant davantage la durée du bain. C'est ainsi que le bain sulfureux est assez court à Enghien, où l'hydrogène sulfuré est en si riche solution , tandis qu'il se continue pendant une grande partie de la journée à Louesche et dans d'autres établissements, où le même

produit n'est représenté que par des proportions presque in-
signifiantes.

Si, au contraire, l'eau est d'une activité qui réclame des
ménagements, le médecin la tempère en la mélangeant
avec des sources moins puissantes ou dépourvues de propriétés thérapeutiques. Souvent la nature a simplifié elle-
même ce dosage, et les diverses sources, rapprochées dans
la même localité, fournissent des eaux analogues, mais à des
degrés de concentration tout différents.

A la mer, la dose est invariable. Étendre l'eau pour en
amoindrir les effets serait une tentative ridicule et sans profit. Peut-on songer à conduire les baigneurs à l'embouchure
des rivières engorgées par la vase et battues par la marée ?
Le seul procédé consiste à abréger le bain, et on l'emploie
avec quelque avantage.

Accroître les vertus de l'eau de mer, en concentrant les
principes minéralisateurs, semble une entreprise plus sou-
haitable, mais encore moins réalisable. Chez les individus
dont la santé réclame de plus profondes réactions, force est
de recourir à d'autres moyens. On n'a pas même la ressource
d'augmenter indéfiniment la durée du bain. Il n'est personne,
parmi ceux qui en ont fait l'expérience la plus superfi-
cielle, qui ne sache que la saturation vient vite. La fatigue,
le refroidissement, l'excitation de la peau, commandent aux
intrépides nageurs d'abréger leurs exercices; à plus forte
raison se font-ils sentir plus impérieusement aux malades.

L'établissement du Croisic a résolu le problème, plutôt
par une importation que par une innovation. Il a utilisé,
dans l'intérêt des baigneurs, les *eaux mères* des salines,
mettant ainsi à la disposition du médecin une eau de mer à

un degré de concentration tel, qu'il serait impossible de l'administrer sans mélange.

Cette médication, si heureusement, si largement pratiquée en Allemagne, encore inusitée en France, est d'une telle valeur thérapeutique, que nous croyons à propos d'en faire une étude à part.

3° Bien que les analyses chimiques, en descendant dans l'intimité de la composition des eaux minérales, aient jeté un grand jour sur leur mode d'action, plusieurs de leurs propriétés restent encore inexplicables. On voit des sources identiques, également riches ou également pauvres en substances actives, produire des effets tout différents. C'est en considérant ces faits, surabondamment prouvés par de longues expériences, qu'on est venu se demander jusqu'à quel point la température intervenait, et s'il ne convenait pas de lui rapporter une notable partie des vertus médicales les mieux constatées.

Une fois engagée dans cette voie, la science a marché d'un grand pas. Des eaux dépourvues par elles-mêmes de toute qualité médicinale, administrées habilement, ont donné des résultats inattendus. On a étudié les effets produits par les variations de température, poussées à leurs degrés extrêmes; on a provoqué, à l'aide de ce seul moyen, des actions et des réactions violentes. L'*hydrothérapie*, en un mot, s'est constituée, affectant de ne mettre en œuvre que le seul élément qu'elle avait dégagé par une analyse physiologique heureuse et hardie. Aujourd'hui il a cessé d'être possible de traiter d'une eau minérale, sans tenir compte, presque en première ligne, de sa température.

Pendant qu'on s'appliquait ainsi à prouver que les eaux des sources les plus pures acquièrent, grâce à la méthode qui préside à leur emploi, une valeur inespérée, on laissait systématiquement, ou plutôt instinctivement, d'autres questions dans l'ombre.

De ce que l'eau, telle que nous l'employons pour les usages habituels de la vie, jouit d'une telle efficacité, fallait-il se hâter d'en conclure que des eaux, qui doivent à leur principe minéralisateur une réputation scientifiquement assise, n'opéreraient pas d'égales merveilles ou même ne rendraient pas un double service ?

La question n'a pas été posée en ces termes. Nous ne savons pas avec une suffisante rigueur ce qu'il convient d'attendre de l'hydrothérapie pratiquée suivant les errements de cet art nouveau, mais pratiquée avec une eau minérale déjà puissante par sa composition.

L'eau de mer convenait mieux que toute autre pour entreprendre une expérience décisive. Administré, de temps immémorial, sous une forme devenue familière à l'hydrothérapie, déterminant, par l'abaissement ordinaire de la température, des effets déjà signalés, provoquant une réaction toujours intense et rapide, modifiant l'économie par de brusques impressions, le bain de mer était déjà une sorte de traitemen hydrothérapique au petit pied.

Les appareils qui recommandent les établissements consacrés à la cure par l'eau froide ont été transportés au Croisic. *L'hydrothérapie marine* y a été vraiment créée ; à l'imprévu des modifications subies à tout hasard, on a substitué une médication sagement, mais sérieusement méthodique.

Il y a dans cette installation non-seulement une addition

utile, mais une idée neuve en voie d'exécution. Les essais ne datent pas d'assez loin pour que le temps soit venu de faire l'histoire complète de cette médication ; nous tenons néanmoins à dire les résultats qu'elle a donnés, et à indiquer les espérances qu'elle laisse entrevoir pour l'avenir.

4° Il est enfin un autre mode de traitement également introduit au Croisic, et qui, pour avoir fourni une carrière moins brillante, n'en compte pas moins de remarquables succès ; nous voulons parler des *bains de sable chaud.*

Organisés comme ils le sont au Croisic, ces bains secs, d'une température facile à graduer, constituent, dans certaines affections locales, un remède sans équivalent. Nous nous bornerons à signaler le procédé opératoire, et à rappeler les maladies contre lesquelles ils sont surtout appelés à réussir.

Avant d'entrer dans le détail des applications, qu'il nous soit permis de résumer en peu de mots l'esprit médical dans lequel sont conçues les améliorations ou les innovations réalisées à grands frais au Croisic.

L'eau de mer renferme en elle, associés et confondus, les éléments que la thérapeutique exploite plus ou moins isolés dans les sources minérales salines ; elle a les substances actives, les basses températures, les forces d'impulsion, qui donnent aux douches leur valeur ; elle possède en somme ce qu'on retrouve ailleurs en détail.

Cette abondance de biens a été presque nuisible, elle a éloigné les malades pour lesquels il s'agissait de remplir une indication précise. On a craint, avec des éléments si divers mis en jeu à la fois, de perdre d'un côté ce qu'on avait lieu d'espérer de l'autre, de nuire en même temps que de servir.

Il était utile, sinon nécessaire, d'apporter l'analyse dans une médication si complexe, de la dégager pour tel cas particulier des accessoires désavantageux.

Il fallait en même temps acquérir la faculté de diriger, suivant les besoins, l'agent ainsi isolé, de l'élever à la hauteur de la maladie qu'il était destiné à combattre, et de le graduer de telle façon qu'il se maintînt toujours au niveau des exigences à satisfaire.

Il fallait, en un mot, transformer un remède banal en une médication méthodique, sans rien lui faire perdre de ses qualités, et sans renoncer aux bons effets déjà constatés.

Nous tâcherons de faire voir jusqu'à quel point ce programme a été rempli, sans méconnaître les lacunes qui restent encore à combler.

EAUX MÈRES.

L'opération par laquelle on extrait le sel laisse après elle un résidu qu'on désigne sous le nom d'eau mère. Ce produit liquide, d'une consistance plus ou moins sirupeuse, suivant le mode d'évaporation ou suivant son degré de concentration, renferme tous les principes minéralisateurs de l'eau de mer, mais dans de tout autres proportions. Son odeur rappelle celle des plantes marines ; sa saveur est d'une amertume spéciale, assez répugnante pour qu'il soit difficile d'en prescrire l'usage à l'intérieur.

L'analyse faite par MM. Fabre, Dumas et Pelouze, a donné les résultats suivants :

Chlorure de magnésium. . .	31 750
Id. de potassium. . . .	31 090
Id. de sodium.	157 980
Sulfate de magnésie.	19 890
Id. de potasse.	10 140
Id. de soude.	64 170
Bromure de potassium. . . .	2 700

Les eaux mères administrées au Croisic proviennent des eaux évaporées dans les œillets des marais salants où dans les chaudières des raffineries ; elles sont assez abondantes pour suffire, et au delà, à tous les besoins, quelle que soit l'extension à laquelle leur usage est destiné.

Ce produit, peu familier aux thérapeutistes français, n'est rien moins qu'un remède nouveau ; il a fait, en Allemagne, ses preuves, et plusieurs établissements thermaux d'outre-Rhin lui doivent la meilleure part de leur réputation.

MM. Trousseau et Lasègue, dans leurs *Études sur les eaux minérales des bords du Rhin* (1846), ont été les premiers à appeler l'attention des médecins de notre pays sur ce médicament doué d'une grande énergie, et déjà éprouvé par de concluantes expériences.

« Nous possédons, disaient-ils, en France, des salines qui rendraient évidemment les mêmes services ; aucune tentative, que nous sachions, n'a été faite dans le but d'utiliser les produits dont l'industrie locale ne tire aucun avantage. Il importe donc d'étudier avec quelques détails un remède qui, s'il est réellement profitable, se trouve si facilement à notre disposition. »

Cet appel était resté sans effet jusqu'au jour où l'établissement du Croisic résolut de mettre à profit un conseil donné par des savants aussi compétents, et où il procéda à une complète installation des bains d'eaux mères. Cette création est d'assez fraîche date pour qu'il soit encore à propos, aujourd'hui comme en 1846, d'étudier avec détails un remède mis enfin à la disposition des malades.

Les eaux mères ont été, avons-nous dit, administrées depuis longtemps, et sur de grandes proportions, dans les bains minéraux de l'Allemagne auxquels le voisinage des salines fournissait un si précieux moyen de guérison.

Usitées d'abord à Kreutznach, elles se répandirent de là dans d'autres contrées, où elles devaient bientôt, de simple accessoire du traitement, en devenir l'élément principal. Des localités éloignées des salines, et où l'eau, chargée de sel marin, suffisait aux indications médicales, sans satisfaire aux exigences de l'industrie, songèrent à s'approprier les eaux mères, qu'elles firent venir à grands frais : tel est le cas de Hombourg, où la *Mutter-Laüge* est transportée d'assez loin. Partout l'événement a répondu aux espérances, et les succès les plus encourageants ont été obtenus.

Les avantages étaient de ceux qui méritent de fixer l'attention ; aussi n'est-ce pas pour tenter une voie nouvelle et chanceuse que l'administration du Croisic installe ses bains d'eaux mères. Les conditions les plus favorables se trouvent rassemblées au Croisic : non-seulement la substance première abonde en quantités illimitées, mais tous les adjuvants de la cure sont réunis. On comprendra, en rappelant les indications auxquelles les eaux mères répondent, quel auxiliaire elles doivent trouver dans la situation exceptionnelle de l'établissement.

A Kreutznach, comme ailleurs, les salines sont placées

dans une vallée plus ou moins fermée ; les usines qui doivent fournir le principe minéral sont assez habituellement éloignées de la source ; et le milieu dans lequel vivent les malades est celui qu'on retrouve dans tous les bains installés à l'intérieur des terres.

Avant l'évaporation dans les cuves, on emploie en Allemagne une évaporation à l'air libre. L'eau, chargée de sel marin, est d'abord versée sur des ramilles superposées, où les sels, devenus insolubles, se déposent. Il est d'expérience que le séjour des séchoirs est un utile complément du traitement par les eaux mères ; que l'atmosphère, chargée de particules salines, aide à l'absorption : aussi pas un des médecins qui ont écrit sur ces bains n'a omis de recommander la promenade aux abords des bâtiments de graduation qui reçoivent les fascines, et d'en vanter la remarquable influence.

Un pareil mode d'exhalation ne saurait être comparé avec l'habitation aux bords de la mer, dans une atmosphère constamment imprégnée, que le vent se charge de transporter à d'assez grandes distances. Qui ne sait par expérience dans quelles proportions les molécules salines se déposent sur les parties du corps accessibles à l'air, même pendant une simple promenade sur la plage ? Comment remplacer, en outre, ce milieu vivifiant, si réellement actif qu'il a suffi plus d'une fois pour ranimer des organisations affaiblies ? Comment comparer à la mer un établissement forcément restreint, où les baigneurs sont obligés de se mouvoir dans la monotonie du même cercle ?

Étant admise la bienfaisante action des bains d'eaux mères, le Croisic non-seulement n'a rien à envier aux autres établissements, mais il acquiert par sa position sur le littoral une supériorité impossible à méconnaître.

Quant à la composition du médicament, substance tout exceptionnelle qui n'est ni un produit de l'art ni un produit de la nature, elle est partout analogue, sinon identique : les analyses chimiques le prouvent.

Là encore cependant, s'il y avait à établir une comparaison, la question serait vraisemblablement résolue en faveur de l'eau de mer. Les eaux salées, fournies par les sources riches en chlorure de sodium, sont d'une saveur supportable, et qui rappelle l'eau de mer, sans en avoir le goût nauséabond. La mer a, de plus que ses composants minéraux, un élément empyreumatique qui se retrouve à un haut degré dans les résidus des salines, et qui ne peut être indifférent. C'est cette substance indéterminée, mais incontestable, qui fait que l'eau de mer ne figurera jamais parmi les eaux qu'on prend sous forme de boissons ; c'est elle qui donne aux eaux mères elles-mêmes un cachet assez particulier.

Les eaux mères, quelle que soit leur provenance, ne conviennent pas pour l'usage intérieur ; elles sont à un degré de concentration qui n'en permettrait même pas l'emploi en applications extérieures, si on n'avait le moyen de modérer leur activité. Il est d'usage et de règle de les ajouter à l'eau de mer, en proportions variables, et de composer ainsi des bains plus ou moins actifs, suivant la mesure dans laquelle a lieu cette addition.

Le médecin a donc, grâce à l'excessive énergie du médicament, la possibilité de le doser suivant les indications. Il est le maître de son emploi ; il a la facilité d'étudier la susceptibilité plus ou moins grande du malade, la manière dont il tolère d'abord le remède ou dont il s'accoutume peu à peu à le supporter. Il varie, il augmente, il diminue, en vue des effets à solliciter; en même temps, il restreint la médication ou il la pousse avec plus de vigueur, d'après les effets déjà provoqués. L'eau minérale obéit alors dans les mêmes conditions que les préparations pharmaceutiques consignées aux formulaires.

On n'en est donc pas réduit, comme pour les eaux minérales telles que les fournit la nature, et dont les proportions sont invariables, à éloigner ou à rapprocher les bains, à en abréger ou en allonger la durée, afin de régler l'action médicamenteuse. Le remède s'administre à doses librement croissantes ou décroissantes, sans temps d'arrêt; or ce n'est pas thérapeutiquement la même chose d'interrompre l'usage d'un médicament, pour éviter qu'il ne dépasse les bornes voulues, ou de le graduer à son gré, sans avoir jamais à le suspendre.

Nous n'avons pas l'intention d'indiquer ici avec une rigueur apparente les divers dosages dont les eaux mères sont susceptibles : la proportion varie de 1 à 50 litres, et même exceptionnellement à 100 litres par chaque bain; entre les deux extrêmes, les intermédiaires peuvent être tous parcourus.

Les effets physiologiques sont en rapport et avec les quantités employées et avec la constitution du baigneur. Peut-être cependant n'est-il pas impossible de prendre une sorte de moyenne, qui représente à peu près le mode d'action habituel. Le bain d'eaux mères ne provoque qu'à la longue des effets physiologiques; les premières fois, il est presque aussi agaçant que stimulant, et rappelle assez bien l'action d'un bain chargé d'un excès de sous-carbonate de soude.

La peau s'y irrite, si, dès le début, on recourt à des doses élevées, qu'elle tolère au contraire très-aisément, si on procède avec précaution. Au bout d'un temps indéterminé, le bain d'eaux mères détermine une sorte de *poussée;* du moins, chez certains sujets, il se fait une éruption pustuleuse, qu'on s'est plu à considérer comme une crise favorable, et qui oblige à suspendre le bain pendant quelques jours.

On conseille avec raison d'accorder aux malades une semaine de repos toutes les trois semaines environ, soit pour combattre l'accoutumance, soit surtout pour éviter l'agitation et parfois l'insomnie que cause un traitement trop continu.

Les effets thérapeutiques ont été mieux analysés et sont plus nettement définis.

L'action curative de l'iode et de son congénère, le brome, a été, dans ces dernières années, l'objet de recherches nombreuses. On a reconnu à ces deux substances des vertus qui commandaient un examen attentif, on leur a prêté quelques propriétés douteuses, et néanmoins on n'a pas encore épuisé une étude si pleine d'intérêt.

Quand les substances fournies par la matière médicale sont ainsi en voie d'élaboration, on incline à leur attribuer la plus grande part dans l'action des produits dans la composition desquels elles interviennent ; c'est ainsi qu'on a rapporté à l'iode et au brome, à peu près exclusivement, les qualités thérapeutiques des eaux mères, oubliant peut-être trop volontiers les autres constituants.

Sans nous arrêter à la discussion de données encore incertaines, nous préférons signaler les résultats avantageux obtenus dans le traitement des maladies, à quelques éléments qu'en revienne l'honneur.

Les eaux mères ont été secourables dans un grand nombre d'affections ; nous avons constaté de merveilleux effets dans des cas graves et peu favorables en apparence, observés, sans parti pris, aux sources salines les plus réputées. Sous ce rapport, elles rentrent dans la condition commune aux eaux minérales, qui toutes ont le défaut si souvent reproché de convenir à trop d'indications.

Sans énumérer la liste des cas auxquels elles s'appliquent avec des chances plus ou moins heureuses, on peut dire que les eaux mères méritent de prendre place au premier rang parmi les remèdes conseillés contre quelques affections bien définies. On peut affirmer aussi, sans crainte d'exagération, que leur application, de toutes la plus importante, est celle qu'on en a fait au traitement de la *scrofule ;* là elles s'élèvent presque à la hauteur d'un spécifique. C'est encore dans les *Études sur les eaux minérales des bords du Rhin* que nous trouvons, sous ce rapport, les données cliniques les plus positives et les plus impartialement recueillies ; nous sommes d'autant plus portés à invoquer ce témoignage, qu'il s'accorde avec ce que l'observation permet de constater au Croisic.

La scrofule se montre sous deux formes au point de vue du seul mode de traitement que nous ayons à considérer : ou elle est demi-aiguë, facilement escortée de symptômes fébriles, ou elle poursuit lentement et sans vives alertes sa marche uniforme. Ce dernier cas est de beaucoup le plus fréquent ; c'est à ce type que les bains avec addition d'eaux mères conviennent surtout.

Le malade, avec les apparences d'une santé florissante, exempt de troubles fonctionnels, voit se développer une manifestation scrofuleuse isolée qui revêt bientôt un caractère spécifique. Quel que soit le point de l'organisme affecté, quel que soit le tissu altéré primitivement, la maladie y remplit sa longue et fatale évolution.

Le mal s'est localisé si exactement qu'il semblerait presque légitime de lui opposer un remède exclusivement local, mais l'expérience a enseigné de reste combien les modificateurs appliqués sur le point malade ont peu de chances de succès.

En étudiant plus profondément la constitution, on voit, en effet, que sous cet aspect si séduisant une influence maladive domine toute l'économie. La santé a pour ainsi dire un excès gros de menaces, le teint a trop d'éclat, la peau trop de fraîcheur, les membres ont trop d'embonpoint.

Pour peu que chez cet individu de séduisante apparence une lésion ailleurs indifférente se produise, elle a de suite une ténacité presque invincible.

Dès que l'invasion de la scrofule a été reconnue, il faut donc et se hâter de recourir à une médication qui transforme toute l'économie, et se préparer à la plus patiente persévérance. On peut alors, à l'aide de moyens appropriés, arrêter le progrès de la maladie, et empêcher secondairement que son expression locale ne s'étende ou ne se développe.

Les bains de mer, les bains d'eaux salés, peuvent suffire et guérir sans autres auxilaires. Malheureusement il est presque impossible de mesurer, dès le début, le degré de persistance du mal. En faisant trop peu, on court le danger de perdre un temps précieux; en essayant davantage, on ne risque pas de nuire. Les eaux mères sont dès lors d'une ressource bien plus efficace, elles agissent plus énergiquement, et doivent être au moins associées dans une mesure variable aux bains de mer.

Si la médication est demeurée impuissante , ou si le médecin n'est appelé à diriger le traitement qu'à une période plus avancée , il devient nécessaire de prescrire , de prime abord , les plus actifs parmi les moyens dont on dispose.

Les eaux de mer n'opéreraient pas une perturbation assez profonde.

On n'a pas seulement en effet à entraver une maladie en voie d'accroissement ; il faut que l'économie soit soustraite à l'influence qui la domine, et qu'en même temps elle répare les désordres déjà accomplis. C'est par une secousse continue et puissante que ce double travail peut être sollicité. C'est là surtout que les eaux mères acquièrent une valeur presque sans analogues.

Tandis que dans la première période on pouvait attendre un secours utile du changement de lieu , d'habitudes, de l'insolation, de l'exercice , du régime, ici les procédés purement hygiéniques , réduits à leurs seuls efforts , agissent si lentement qu'ils donnent le droit de se demander s'ils ont contribué à une guérison qui a réclamé tant d'années pour se parfaire.

Les enfants, que leur âge prédispose surtout à la scrofule, ne se prêtent pas d'ailleurs à toutes les médications. Il est d'usage que les médecins des grandes villes les envoient à la mer, mais il n'y a que les médecins appelés à suivre de près les détails du traitement qui en mesurent les difficultés.

Les très-jeunes enfants se refusent le plus souvent à l'usage du bain de mer tel que le prennent les adultes. L'impression du froid leur est pénible , et ce n'est que par une sorte de violence qu'on arrive à les y contraindre. Or il est de principe dans la médecine infantile , que tout remède qui exige des moyens de coercition n'est que d'un médiocre usage.

Qu'arrive-t-il en effet? L'enfant crie , s'agite ; on insiste , mais on abrége le bain , et on le réduit à quelques immersions ; on gagne par ce moyen de persévérer quand même ; mais on y perd en même temps tout espoir de rendre la médication attrayante. L'enfant ne saurait prendre goût à un exercice dont on n'a conservé que les côtés désagréables.

Comment compter sur une si faible réaction pour combattre une disposition aussi obstinément rebelle que la scrofule.

Les bains chauds sont exempts de ces inconvénients graves dans la pratique. Le petit malade se plaît dans la baignoire, il joue en liberté, il n'a rien à redouter des influences extérieures de la température, et l'addition des eaux mères passe pour lui complétement inaperçue ; le bain se répéte ou se prolonge , sans qu'il oppose de résistance. Si ensuite on le mène à la mer, on est devenu moins exigeant, et n'ayant plus à rechercher de violentes commotions , on lui laisse le loisir de s'y habituer à son gré.

La combinaison du bain d'eaux mères et du bain de mer a donc le double profit et de simplifier le traitement et d'en accroître puissamment l'activité. Nous n'hésitons pas à poser en fait que , grâce à cette méthode, les enfants très-jeunes profitent de la cure qui leur est imposée, et que sans elle , on est bien peu fondé à faire figurer le bain de mer dans la thérapeutique de la première enfance.

Les chances de guérison de la scrofule par les eaux mères sont d'ailleurs variables suivant les tissus affectés. Il en est de ce remède comme de tous les antiscrofuleux, et le pronostic est d'autant plus favorable que la maladie aurait eu plus de chances de guérison par d'autres moyens.

La scrofule n'atteint pas seulement les enfants, elle se développe aussi chez les adultes qui ont passé l'âge pubère. On la voit survenir après vingt ans, aussi insidieuse, aussi opiniâtre que durant l'adolescence. Peut-être n'a-t-on pas tenu assez de compte, dans l'histoire de la maladie, de ces tardives invasions.

A cette période de la vie, son siége presque exclusif, ce sont les ganglions, et surtout ceux qui sont placés au pourtour du maxillaire inférieur. La tuméfaction acquiert des proportions énormes, la suppuration s'établit par foyers isolés, elle est insuffisante pour dissoudre, et se répète indéfiniment sans évacuation utile.

Qui ne sait quelles douloureuses émotions ces déformations hideuses causent à des malades qui sont en âge d'apprécier ce qu'elles ont de repoussant, et qui savent comment l'opinion accueille les *humeurs froides*.

Dans la scrofule des adultes, la médication par les eaux mères, poussée vigoureusement à ses hautes doses, continuée avec une infatigable insistance, donne de grands résultats. Elle vaut comme bains, comme douches locales ; elle agit par les principes minéraux, par la température dont on élève le degré, par l'absorption rapide qu'on sollicite.

En dehors du type franc et classique de la scrofule, la maladie semble pouvoir se dissimuler sous des symptômes plus trompeurs. Les accidents qui en relèvent, d'abord peu menaçants, finissent par fatiguer la persévérance ou l'ingéniosité des médecins, et, de guerre lasse, on suppose qu'un vice constitutionnel a entretenu une lésion locale si indocile.

Le cadre où se renferme la scrofule ainsi *larvée* a été démesurément agrandi. On a supposé l'origine scrofuleuse de maladies des vieillards, d'affections cutanées, d'altérations rebelles des membranes muqueuses à tous les âges. Le plus ou moins de réalité de cette vue théorique est hors de notre sujet. Peut-être, au point de vue du traitement par les eaux mères, ce classement assez artificiel n'est-il pas sans quelque avantage. Les eaux mères, en effet, s'appliquent presque toujours avec profit aux affections du type de celles qu'on a désignées sous le nom de scrofule latente, quelle que soit leur véritable nature.

En général les eaux mères sont un remède efficace contre les maladies qui tendent à envahir d'abord la constitution, qui se traduisent secondairement par des symptômes protéiformes, et qui appellent des médications stimulantes. Tel est le cas de la scrofule, de certains modes de chlorose, des affections syphilitiques constitutionnelles et chroniques, de certaines débilitations vagues qui ne dépendent pas d'une lésion organique; telle est aussi la condition de certains malades qu'on rassemblait autrefois dans la classe des dartreux.

Nous pourrions étendre bien au delà la sphère d'applications extérieures dévolues aux eaux mères; mais ce ne serait pas remplir notre but, que signaler des succès presque individuels. En dehors des grandes catégories de maladies où la scrofule occupe la première place, les eaux-mères semblent être aux bains de mer ce que serait un extrait concentré à une simple infusion. Elles jouissent de propriétés thérapeutiques analogues, mais plus puissantes ; elles ont l'énorme avantage de s'administrer à doses fixes ou croissantes, et d'être réglées selon les indications.

Un semblable agent ne saurait être livré à la libre disposition des malades ; il est de toute nécessité que son mode d'emploi soit dirigé par un médecin, et c'est aux médecins que s'adresse cette notice.

Nous n'avions pas à énumérer les indications particulières que le praticien seul est à même de saisir et de juger ; nous devions nous borner à une vue d'ensemble qui permît de comprendre la portée de cette médication. Le traitement par les eaux mères est encore peu usité ; le Croisic est le seul établissement en France ; c'est le seul bain de mer au monde où il soit possible d'y recourir. N'est-ce pas là des raisons suffisantes pour expliquer les quelques développements dans lesquels nous sommes entrés ?

HYDROTHÉRAPIE MARINE.

Si l'Allemagne a gardé jusqu'ici le privilége de monopoliser l'usage des eaux mères dans ses établissements, il n'en est pas de même de l'hydrothérapie, qui, de l'Allemagne, où elle a pris également naissance, s'est propagée dans le monde entier. L'hydrothérapie compte aujourd'hui de nombreux établissements. Les localités les moins favorables ont vu naître des bains hydrothérapiques, et de remarquables succès ont encouragé les dispositions déjà très-favorables de l'opinion.

Bien des motifs, les uns sérieux, les autres moins fondés,

ont contribué à ce succès. Il suffisait d'une source d'eau froide, de quelques promenades ombragées, et d'un petit nombre d'appareils, pour rivaliser avec Græfenberg. La hardiesse des procédés, qui renversaient toutes les idées reçues sur l'influence des brusques variations de température, séduisait les visiteurs. La médecine avait, en outre, le mérite original de ne rien emprunter à la matiére médicale, et d'attendre ses plus violentes réactions d'un agent que personne n'avait regardé comme doué d'une vertu médicinale.

Loin de blâmer cette propension un peu irréfléchie de l'opinion, on doit avouer que l'hydrothérapie lui est singulièrement redevable. Depuis la découverte de Priessnitz, les malades, et souvent les gens en bonne santé, sont venus en foule solliciter les expérimentations les plus osées. Il n'est pas de forme de maladie aiguë ou chronique, partielle ou générale, curable ou incurable par d'autres moyens, qu'on n'ait eu l'occasion de soumettre, bon gré mal gré, à la cure hydrothérapique. Il en résulte qu'en peu de temps une somme de faits considérable a été réunie, et que la science a pu se constituer avec une rapidité exceptionnelle.

Grâce à ce concours d'efforts, l'hydrothérapie n'est plus aujourd'hui ce qu'elle était à ses premières tentatives ; mais, pour avoir marché à grands pas, elle n'en a pas moins gardé des traces de son origine.

Priessnitz, en vantant les eaux froides de la Bohême, n'avait entendu leur attribuer aucune spécialité bien définie ; il les jugeait excellentes, parce qu'elles étaient pures, abondantes, et avantageusement disposées par les accidents du terrain. Ses successeurs n'avaient garde de supposer qu'une source fût en rien préférable à une autre, et ils continuèrent la tradition qui leur était transmise.

L'idée assez séduisante, et qui dut se présenter plus d'une fois, de renforcer la puissance du traitement en employant une eau chargée de quelques principes médicamenteux, fut à peu près systématiquement repoussée : l'hydrothérapie tint à garder son caractère de médecine sans médicaments.

Cependant, les établissements d'eaux minérales ne pouvaient rester complétement étrangers au mouvement qui s'opérait autour d'eux ; on y avait déjà compris quelle valeur acquéraient certaines sources par des procédés d'administration bien entendus. Les appareils furent plus habilement construits, les douches furent modifiées, variées ; des bains furent organisés pour répondre à plus de besoins : l'hydrothérapie et son succès avaient excité une salutaire concurrence.

Bien que le progrès fût louable, il n'était pas suffisant ; on avait emprunté aux hydrothérapeutistes une partie de leur méthode opératoire, mais on ne s'était pas imbu de l'idée mère du système.

L'hydrothérapie ne consiste pas toute dans les moyens plus ou moins ingénieux par lesquels on administre l'eau froide, elle repose sur deux éléments : l'eau froide et la sudation. Si, dans les établissements d'eaux minérales, on s'est appliqué à profiter des enseignements de l'hydrothérapie en ce qui concerne les bains locaux et généraux, on s'est moins occupé de ce qui a trait à la période de sueurs. Le plus souvent, les appareils hydrothérapiques ont été mis en œuvre, sans qu'on songeât ou qu'on parût songer à faire intervenir la chaleur et la sueur.

Seuls, entre les établissements de bains minéraux, les bains de mer sont restés étrangers à tout ce mouvement. Il semble que le progrès ne soit pas fait pour eux : les moindres traditions y sont respectées avec une religieuse exactitude ; on n'innove rien, mais il est vrai qu'on ne supprime rien des habitudes léguées par le passé.

Quel que soit le point du littoral que les baigneurs fréquentent, ils n'ont guère à craindre d'être surpris par l'imprévu. Les administrations se succèdent et se ressemblent ; l'organisation est réglée en vue de fournir à des individus valides un comfortable de convention, mais on paraît avoir oublié qu'il existe aussi des malades : c'est l'esprit qui préside aux bains froids de rivière, destinés seulement à un exercice hygiénique.

Qu'une semblable installation soit suffisante, qu'elle atteigne même, sous le rapport des aménagements commodes, le but qu'on devait se proposer, c'est ce qu'on peut admettre sous réserve ; mais qu'elle se prête à un traitement médical, c'est ce qu'on ne peut concéder ; si banale que soit la formule, il est impossible de méconnaître qu'il y a là une lacune à remplir.

La direction du Croisic, préoccupée, quand elle établissait les bains d'eaux mères, de la pensée d'exploiter toutes les ressources que la mer offre à la thérapeutique, ne devait pas négliger les méthodes sanctionnées par l'expérience hydrothérapique ; elle a donc créé un véritable établissement annexe, où rien n'a été omis de ce qu'offrent les établissements spéciaux les mieux organisés.

Sous ce rapport, elle avait à profiter de deux ordres d'enseignement.

Le premier lui était fourni par les sources minérales, qui doivent leur juste prospérité à la variété des modes d'administration, et dans lesquels, sans autre combinaison systématique, on a cherché à utiliser l'eau sous toutes les formes où elle pouvait rendre service.

Le second, elle le puisait dans les établissements qui n'emploient que l'eau pure des sources, mais en la faisant figurer à son rang dans un ensemble de moyens dont elle ne représente qu'un chaînon.

Nous examinerons successivement ce qui a été fait au Croisic à ces deux points de vue, en indiquant les résultats déjà obtenus, et en appelant l'attention sur ceux que promet l'avenir.

De tout temps, des tentatives de traitement méthodique par l'eau froide ont été essayées à la mer ; peut-être même est-ce là qu'à bien dire, l'hydrothérapie a pris naissance. Avant que Priessnitz eût transformé en un code complet ces quelques usages, on avait cherché à parer à diverses dispositions maladives par des modes différents d'immersion dans le bain. Les procédés usités habituellement avaient leurs noms, et se repassaient de génération en génération, laissés d'ailleurs entièrement à l'ingéniosité des mariniers.

Le tout se réduisait à trois méthodes : l'une consistant à plonger brusquement le baigneur dans la mer, l'autre à le maintenir de telle façon qu'il reçût l'impulsion vive de la lame ; la dernière enfin à le laisser graduellement entrer dans le bain, sans qu'il fût soumis à l'impression soudaine du froid. Puis, quel que fût le système appliqué, l'exercice se terminait invariablement par un bain de pieds chaud. Après quoi, malade ou bien portant, le baigneur reprenait sa liberté et menait à son gré la vie qu'on mène sur la plage.

Quant à tenter davantage, il eût semblé que ce fût une profanation, et que la mer eût été compromise, si un art plus intelligent s'en fût mêlé et eût voulu la discipliner par quelque côté.

La direction du Croisic a cru, toujours fidèle à son principe, qu'il valait mieux s'en remettre un peu moins aux soins de la nature; en conservant tout ce que les autres bains pratiquent par tradition, elle a pensé que la douche hasardeuse de la lame n'était pas le dernier mot des douches thérapeutiques, et que le plus ou moins de rapidité de l'immersion ne suffisait pas à tout ce que demandait la science.

Les appareils modernes ont été installés avec un soin qui touche au luxe. Des douches réglées ont été mises à la disposition des médecins; des bains locaux ou généraux, des bains de pluie, de siége, des douches en ceinture, en arrosoir, sous les formes les plus variées, ont été organisés dans un local à cet unique usage. On peut dire que pas un des enseignements fournis par l'expérience n'a été perdu.

N'est-ce pas là une complète transformation du bain de mer? Qu'on se représente seulement les étranges difficultés que les malades ont toujours trouvées pour ajouter le moindre accessoire à leur traitement! Un simple bain chaud était presque un caprice impossible à réaliser, et quand la ville voisine le fournissait, l'établissement, qui donnait des concerts et des soirées, se fût bien gardé d'y contribuer en rien; à plus forte raison, les autres adjuvants d'un usage moins familier. Aussi n'est-ce pas tout à fait sans motif qu'une femme d'esprit disait malicieusement qu'elle allait prendre ses bains de mer à Paris, aux Néothermes, parce qu'ils y étaient d'une plus sûre efficacité.

Nous n'avons pas à décrire scientifiquement les effets produits par l'emploi des différents appareils ; un exemple suffit entre mille.

Une femme est atteinte d'une de ces affections de l'utérus qui résistent si obstinément aux traitements ; l'organe est dévié, il est imparfaitement maintenu par des tissus relâchés ; sous l'influence de cette lésion, ou au contraire antérieurement à elle, un écoulement blanc a lieu. En même temps, la santé générale s'altère, la menstruation perd sa régularité, un état demi-chlorotique survient, l'appetit est moindre ; les fonctions intestinales sont ralenties ; celles de la peau ont moins d'activité.

Le médecin conseille les bains de mer, pour remédier à cet ensemble de symptômes fâcheux ; il en attend avec raison une réaction favorable ; il espère que le séjour au bord de la mer contribuera, avec les bains, à rendre à l'organisme une partie des forces qu'il a perdues.

Mais, en même temps, il ne peut se dissimuler qu'une médication ainsi généralisée ne suffira pas. Les accidents locaux ont une telle importance, souvent même une telle prédominance, qu'il est impossible de ne pas s'en préoccuper, et de ne pas essayer de les combattre directement. Or quelles ressources trouvera-t-il aux bains de mer ? Aucune.

Il faudra donc qu'il néglige une partie essentielle du traitement, et qu'il se condamne lui-même à une médication sinon insuffisante, au moins fort douteuse. En supposant que le bain de mer produise les effets les plus heureux, sera-t-il en mesure d'exercer sur une organisation maladive une telle influence, que non-seulement la santé se répare, mais qu'elle reprenne une assez grande énergie pour rétablir spontanément l'affection locale, sans aucun médicament destiné à le seconder localement ?

Au Croisic, la malade trouvera, avec le bain de mer élevé, au besoin, à sa plus haute puissance, ces accessoires indispensables qui lui feraient défaut partout ailleurs. Or qui ne sait, dans ces cas, l'utilité des douches locales ? qui n'a été à même d'en estimer les bons effets ? Quel médecin n'a pas eu l'occasion d'envoyer aux eaux des malades atteints de pareilles affections, rien que pour les soumettre au traitement par les douches minérales ascendantes, et ne s'en est félicité, lors même que la médication générale n'avait qu'une valeur secondaire ?

La même indication se représente sous d'autres formes. Les circonstances ne sont rien moins que rares, dans lesquelles une débilité générale, une anémie sans spécificité, est entretenue, sinon causée, par une lésion partielle qu'il faut d'abord dominer.

Un individu est sous le coup d'un de ces rhumatismes musculaires fixes qui, ayant perdu la mobilité, leur caractère essentiel, se maintiennent avec ténacité dans les muscles qu'ils ont envahis. Est-il raisonnable de recourir à des remèdes qui n'agissent pas sur les points malades avec plus de vigueur que sur les parties saines ? N'y a-t-il pas lieu de supposer, et l'expérience ne démontre-t-elle pas, que des perturbations locales plus violentes auraient de meilleurs résultats ?

Quand vous soumettez le malade à un traitement général, vous êtes obligé d'en restreindre la dose, de manière à ne pas nuire. Lorsqu'au contraire le même traitement ne s'applique qu'à une surface limitée, vous êtes maître d'en porter la dose à une proportion incomparablement plus énergique. Pas un individu ne supporterait sans danger un bain de vapeurs équivalent, comme intensité, aux douches de vapeurs les plus tolérables.

Être réduit aux bains à la lame pour combattre une affection rebelle et locale serait une assez pauvre ressource, en regard des douches d'eau de mer réglées suivant les besoins, suivant la tolérance, et poussées à leurs puissances extrêmes.

Avec les appareils employés au Croisic, les indications locales si pressantes sont aisément remplies, sans entraver la médication générale. Le bain général lui-même n'est plus seulement administré sous ses formes classiques; il est donné comme on le donne aux eaux minérales, et de manière que son action soit graduée, accrue ou diminuée, au besoin.

Ainsi, d'une part, on se rend maître des principes minéraux auxquels l'eau de mer doit une partie de ses propriétés; de l'autre, on dispense à son gré les vertus que l'eau de mer tient de sa température et de son impulsion.

Nous avons montré comment, par l'addition des eaux mères, les substances salines les plus actives, au point de vue thérapeutique, étaient renforcées, et comment on arrivait à se servir de solutions assez concentrées pour qu'il fallût apporter de véritables précautions à leur emploi.

Nous venons d'indiquer, dans le court exposé qui précède, comment, à l'aide des instruments appropriés, en variant la projection de l'eau, en la faisant agir sur des portions du corps plus ou moins étendues, on tirait un parti tout nouveau de l'eau de mer, sans en modifier la composition.

Jusqu'ici l'eau de mer a été envisagée exclusivement, et

comme l'élément unique de la cure à laquelle le malade était soumis ; mais on peut aller plus loin et faire entrer l'eau de mer dans un système de réactions multiples, où elle occupe une place importante., mais où elle tire sa principale valeur de la combinaison même des moyens au milieu desquels elle figure.

C'est là la véritable application de la méthode hydrothérapique.

L'observation ne s'est pas encore prononcée sur cette méthode neuve et originale. Le petit nombre de faits positifs constatés au Croisic ne suffit pas à asseoir un jugement, et il convient, avant de rien décider, d'attendre de nouvelles expériences.

Au point où en sont aujourd'hui les choses, on peut dire que l'hydrothérapie pratiquée à l'aide de l'eau de mer, avec toutes ses ressources, avec tous les procédés qu'on s'est plu à multiplier dans ces derniers temps, gagne une singulière valeur. Le traitement plus énergique exige une moindre durée et partant une vigilance plus assidue.

Quand les données que nous ne faisons à présent qu'entrevoir seront fondées sur des observations répétées, notre intention est d'exposer les résultats curatifs. Jusque-là nous ne pouvons que signaler aux médecins la voie qui vient d'être ouverte, et qui conduira à des effets que l'induction peut dès aujourd'hui faire apprécier.

La seule garantie que nous veuillons offrir, dans le ferme propos où nous sommes de ne donner ici que des notions scientifiquement justifiées, c'est que l'hydrothérapie marine a été organisée avec une sollicitude minutieuse et avec la connaissance exacte de tout ce qui a été tenté en ce genre.

BAINS DE SABLE.

La médication par les bains de sable est la dernière dont nous ayons à parler. Inconnue probablement à un grand nombre des médecins, elle mérite d'être mise en crédit, et elle a paru, à la direction du Croisic , digne de figurer au nombre des innovations les plus recommandables.

Ce mode de traitement, qui n'a jamais été institué sur une grande échelle, consiste à plonger une partie du corps ou le corps tout entier dans une cuve de sable préalablement chauffé à la température voulue. Si aucun établissement ne s'est approprié ce moyen d'un usage assez dispendieux , il a été employé souvent dans les familles, sur l'avis de médecins qui font autorité; on n'en est donc pas réduit aux conjectures.

Lorsqu'on applique le froid comme agent thérapeutique , il paraît peu important de s'en servir sous une forme ou sous une autre, à température égale. Il n'en est pas de même de la chaleur. La chaleur sèche et la chaleur humide n'exercent pas sur l'organisme la même influence, la peau ne les supporte pas indifféremment au même degré de température , et l'action physiologique varie suivant qu'on a eu recours à l'une ou à l'autre. On n'a pas besoin, pour s'en convaincre, d'invoquer des expériences de physique comparatives ; il suffit de considérer les individus exposés par leur profession à de hautes températures. Ceux qui vivent dans une atmosphère chargée de vapeurs d'eau n'ont ni l'aspect, ni au fond la constitution acquise, de ceux qui séjournent dans une atmosphère sèche et pareillement échauffée.

Les propriétés curatives sont aussi distinctes. Le bain de sable sec ne rend pas les mêmes services que le bain d'eau, alors que tous deux marquent le même degré au thermomètre.

On s'en rendra compte par un seul exemple.

Un malade atteint d'un rhumatisme à forme chronique, qui s'est fixé dans une des articulations du pied, s'administre, de sa propre décision, un bain de pied modérément chaud. La peau rougit, se ride, se ramollit; les veines se gonflent, les capillaires se remplissent; il se fait une congestion de courte durée, mais d'une facile évidence. La douleur devient plus intense, si elle était auparavant légère; elle s'exagère jusqu'à d'extrêmes souffrances, si elle avait conservé une certaine acuité. Ce fait, de pratique vulgaire, est familier même aux gens du monde.

Le même malade s'administre un bain de sable très-sensiblement plus chaud, il y séjourne plus longtemps; la peau ne rougit pas; au lieu de se ramollir et de se rider, elle se tend et semble plus fixe; les veines sont à peine distendues, et souvent sont au contraire moins apparentes. La douleur diminue dès les premiers moments de l'application, et si le remède est insuffisant à guérir, il est, au moins dans beaucoup de cas, d'un prompt soulagement.

Si les effets, appréciables à première vue, sont sans analogie, les conséquences ultérieures ne gardent pas moins de dissemblance. La chaleur sèche, portée graduellement ou brusquement à des degrés élevés, triomphe à la longue des congestions locales; elle détermine une déplétion qui d'abord ne persiste pas au delà du temps pendant lequel on administre le bain sec, mais qui, à mesure que les bains se répètent, conduit par une amélioration successive à la guérison.

Les congestions localisées, contre lesquelles le sable chaud est d'un secours si souvent efficace, sont parmi les éléments importants d'un grand nombre de maladies; c'est ainsi que, dans les rhumatismes goutteux, la fluxion congestive transforme un état chronique en un mal aigu, et constitue, à proprement dire, l'accès ou l'attaque. Les douleurs articulaires, plus vagues, plus superficielles, et qui ne relèvent pas d'une diathèse, comme la goutte, s'accompagnent aussi de congestions aux environs du point malade ; l'afflux du sang dans les vaisseaux capillaires y coïncide avec l'exagération de la douleur.

Or ce n'est pas impunément que, dans une affection à marche lente, il survient des exacerbations qui se répètent; à chaque recrudescence, la maladie gagne un peu plus de terrain et s'établit définitivement sur le terrain qu'elle vient d'envahir.

Ce n'est pas par conséquent un remède sans qualités méritantes que celui qui combat ces états congestifs à mesure qu'ils apparaissent. La plupart des moyens actifs dont nous disposons ont, comme les émissions sanguines, le défaut de ne pas pouvoir se répéter ; les moyens plus modestes dans leurs effets, comme les cataplasmes, ne conviennent pas à ces indications. Les bains de sable chaud ont l'avantage de pouvoir se répéter indéfiniment, se continuer pendant des heures, se renouveler plusieurs fois dans la même journée, et d'égaler, pour ainsi dire, en ténacité et en persistance le mal auquel on les oppose.

Hâtons-nous de dire que les applications de sable chaud,

pour être faites avec profit, ne doivent être prescrites qu'à bon escient. Elles conviennent à réprimer les afflux congestifs qui ont lieu dans les maladies chroniques ou qui en marquent le début ; elles s'appliquent surtout aux affections de ce genre dont les membres sont le siége, qu'elles occupent les muscles, la continuité des os, ou, de préférence, les articulations. Quand la congestion n'est que le premier pas d'une inflammation franche et destinée à se terminer par suppuration, il faut compter sur d'autres médicaments.

Réduits à leur sphère légitime, les bains de sable chaud, surtout de sable de la mer, ont encore un large cercle d'action ; en supposant qu'on ne voulût pas en faire le tout d'un traitement, ils représentent un auxiliaire très-secourable à l'occasion.

Non-seulement ils rendent d'abord les services qui viennent d'être sommairement indiqués, mais souvent leur vertu médicatrice s'étend au delà. On voit des nodosités articulaires se résoudre sous leur influence prolongée et sans autre traitement ; des périostites chroniques avec boursouflement et notable tuméfaction de l'os ont cédé également ; enfin les applications de sable chaud seront de bons résolutifs des engorgements ganglionnaires d'une spécificité douteuse.

Le mode d'administration est d'une grande simplicité. La tolérance s'établit rapidement, à ce point qu'au bout de quelques jours les malades se résignent, sans objection, à des bains de sable d'une température qu'on n'eût pas même osé leur laisser entrevoir.

En résumé, les bains de mer, organisés comme ils le sont à l'établissement du Croisic, répondent à toutes les indications que remplissent les eaux minérales salines les plus riches en principes minéralisateurs.

Employée sous la forme habituelle, l'eau de mer est un excitant modéré, qui active les fonctions de la peau, qui agit par sa composition et par sa température, et qui occupe une place éminente parmi les modificateurs hygiéniques.

Administrée avec toutes les ressources dont on dispose au Croisic, appliquée localement ou non, suivant les besoins, portée graduellement, et par des procédés multiples, à des degrés croissants d'énergie, l'eau de mer devient un agent thérapeutique d'une énorme puissance.

Les maladies qui réclament son emploi sont nombreuses ; mais toutes ont pour caractères communs l'absence de fièvre, la non-existence de symptômes aigus, et la tendance à la chronicité ; le malade chez lequel elles se développent réagit incomplétement et n'aide pas à la curation. Il faut que la médecine non-seulement modifie le mal local, mais qu'elle imprime à tout l'organisme une impulsion qu'il est incapable de créer spontanément.

La médication, pour être habilement entendue, doit donc tenir compte des deux éléments, et elle perd la meilleure part de son efficacité du jour où on oublie qu'il y a un double but à remplir. Tantôt le médecin doit faire intervenir plus vivement les réactions locales ; tantôt il doit restreindre le traitement partiel, pour tenir l'économie tout entière en haleine. Les bains du Croisic, grâce à leur mode d'administration si varié, permettent de satisfaire à ces exigences diverses. Chaque donnée nouvelle qui se présente dans le cours de la cure est remplie à son temps ; on n'a pas le regret d'être contraint de s'arrêter, faute de moyens appropriés, et cela au moment où un effort de plus eût suffi à parfaire la guérison.

Entre les maladies qui se traduisent par des lésions locales, et qui exercent en même temps une action débilitante sur l'ensemble de l'économie, nous avons cité la scrofule comme type ; nous aurions pu y joindre un grand nombre d'autres affections moins bien définies, mais offrant des caractères analogues. Nous aurions eu à énumérer les lésions utérines atoniques, les plaies ou les ulcérations sans spécificité marquée, mais sans tendance à la cicatrisation, les affections cutanées également liées à une cachexie générale, certaines inflammations chroniques et rebelles siégeant de préférence au point où la peau se continue avec les membranes muqueuses, telles que les inflammations chroniques du pourtour du nez, des paupières, etc.

D'autres affections également combattues avec profit par les moyens dont on dispose au Croisic ne s'expriment pas par des signes extérieurs, mais se manifestent par des troubles fonctionnels profonds. C'est là le cas de la chlorose, en première ligne et comme l'exemplaire le mieux accusé de ce genre de maladies. Les cachexies consécutives aux fièvres intermittentes, celles qui succèdent à de graves ébranlements de la santé, qui relèvent de suppurations longtemps prolongées, de diarrhées persistantes chez les enfants, d'intoxications chroniques de diverse nature, cèdent avec le même bonheur à la même médication.

Enfin, en dernier lieu, il convient de rappeler toute la classe des rhumatismes chroniques, des maladies goutteuses atoniques, sans caractères francs, et qui, comme l'enseigne l'expérience, doivent prendre une forme au moins subaiguë pour arriver à guérison.

Les résultats déjà obtenus ont été assez brillants pour engager des médecins qui occupent une haute position dans la science à envoyer leurs malades à l'établissement du *Croisic,* en prescrivant tel ou tel des modes thérapeutiques qui y sont organisés. Parmi eux, nous nous bornerons à citer MM. Bretonneau, de Tours ; Trousseau, professeur de clinique médicale à la Faculté de médecine ; Andral, professeur à la même Faculté ; Lasègue, Follin, agrégés à la même Faculté, médecin et chirurgien des hôpitaux de Paris ; Négrier, professeur à l'École secondaire de médecine d'Angers ; un grand nombre de professeurs des Écoles secondaires ou de médecins des hôpitaux de l'ouest et du centre de la France, qui ont fait suivre, au Croisic, un traitement méthodique à des malades atteints de quelqu'une des affections que nous avons rappelées.

Ce patronage scientifique a été une précieuse excitation à redoubler d'efforts ; les succès obtenus dans les sources minérales justement renommées, qui n'emploient qu'une partie des moyens usités au Croisic dans les plus larges proportions, étaient encore un encouragement. L'usage des eaux chargées de sel marin sous forme hydrothérapeutique, des eaux mères, des bains de sable, n'est pas un essai hasardeux ; l'expérience a prononcé, et on n'a eu au Croisic qu'à mettre à profit ses enseignements positifs.

L'établissement du Croisic offre aux médecins les pré-
cieuses ressources thérapeutiques que nous venons de signaler ; mais il ne remplirait qu'imparfaitement le but, si les
conditions matérielles les plus avantageuses ne s'y trou-
vaient réunies.

Outre les malades atteints d'affections qui réclament un
traitement rigoureux, les bains de mer sont fréquentés par
des personnes qui viennent y chercher un délassement ou
un recomfortant hygiénique.

L'établissement à été disposé de manière à fournir à ces
deux classes de baigneurs une installation conforme à leurs
goûts et à leurs besoins.

Un pavillon distinct, éloigné du bruit et de la foule, dans
l'exposition la plus favorable, a été réservé pour les malades ; isolés dans la mesure où il leur convient de se tenir
en dehors du mouvement, ils trouvent exclusivement pour
leur service un personnel expérimenté. Toutes les exigences
du régime prescrit par le médecin, toutes les obligations
qu'impose un traitement sérieux, tous les détails qui contri-
buent à la fois au bien-être du malade et à sa guérison, sont
soigneusement accomplis.

C'est, à proprement dire, une maison de santé annexée
à l'établissement, mais une maison de santé dont on ne trou-
verait nulle part l'analogue : des fleurs, de la verdure, une
promenade facile, et à ses pieds la mer, qui vient battre la
maison. La mer, cette perspective toujours mouvante, toujours animée, qu'on contemple sans cesse et sans lassitude,

et dont la vue seule suffit à remplir les loisirs si longs d'un malade.

Les familles attirées par la puissante médication des *eaux mères*, et qui conduisent au Croisic des enfants affectés de maladies chroniques, ont également à leur disposition toutes facilités, exercices gymnastiques, leçons de toutes sortes, surveillance attentive ; ce que donnent réunies la vie du pensionnat et celle de la famille.

Pour les baigneurs qui veulent une distraction, une existence active, un mouvement réparateur, l'établissement a des salons, des billards, des journaux, des promenades sur terre ou sur mer, de bonne musique, quelques bals, quelques concerts, des tirs à l'arbalète, au pistolet, des voitures, des chevaux, des ânes.

La plage, recouverte par un lit de sable sans galets, est garnie de jolies cabanes et de cordes solidement amarrées, pour les enfants et les personnes qui désirent en faire usage. Un tremplin et un radeau sont fixés dans la mer pour les plongeurs et les nageurs ; une embarcation stationne au milieu des baigneurs. Des maîtres habiles, chargés de la surveillance des bains, donnent des leçons de natation.

Tous les jours, excepté pendant les heures réservées pour les bals et les concerts, les personnes logées dans l'établissement ont leur entrée dans les salons ; des instruments de musique de toute nature sont à leur disposition, ainsi que de la musique choisie (sans aucune rétribution).

Une société choisie vient, chaque année, se fixer au Croisic durant la saison ; l'affluence sans cesse croissante a forcé le propriétaire à ajouter de nouvelles constructions à celles qu'il avait précédemment élevées sur la plage, et l'établissement peut recevoir aujourd'hui plusieurs centaines de voyageurs.

Quels que soient les avantages dispendieux que le Croisic offre aux baigneurs, les prix, fixés de manière à n'exclure aucune position de fortune, sont établis ainsi qu'il suit :

Déjeuner à table d'hôte,	2 fr. , vin compris.	
Dîner,	3	*id.*
Les chambres, par lit et par jour,	1 fr. et au-dessus.	

Pour les familles, on fait des concessions en rapport avec le nombre des personnes qui les composent et à raison du temps qu'elles doivent séjourner dans l'établissement. Les repas dans les chambres se payent à des prix convenus.

Les communications jusqu'au Croisic sont extrémement faciles par terre en chemin de fer, en voitures, et en bateaux à vapeur.

Tous les jours, il y a trois départs de Nantes pour Saint-Nazaire et le Croisic, dont deux à sept heures du matin par terre et par eau, et un à trois heures du soir par eau. Le chemin de fer de Nantes à Saint-Nazaire, dont les travaux sont en pleine activité, sera livré dans le courant de 1856. Le Croisic est à environ deux heures de Saint-Nazaire, par terre ou par eau.

La jolie presqu'île du Croisic, que l'on pourrait considé-rer comme une île, si ce n'était la belle route de Guérande, qui passe au milieu de ses marais salants et du bourg de Batz, possède un des plus charmants ports de Bretagne. L'air qu'on y respire et la bonne température sont tellement sains, qu'il n'y a jamais eu de maladies épidémiques ou contagieuses; aussi voit-on un grand nombre d'habitants arriver, sans infirmités, à la plus extrême vieillesse.

Le Croisic possède, au bord de la mer, plusieurs jolies promenades ombragées. Sa jetée, l'un des plus beaux monuments qu'il y ait en ce genre, est très-fréquentée; superposée au-dessus de la mer, elle permet une promenade d'un kilomètre au milieu des flots.

Qui n'éprouve le désir de revoir ces magnifiques rochers granitiques dont la presqu'île est entourée! Que de nuances, que de tons différents! Jamais une saison de bains ne s'est passée, depuis que l'établissement est construit, sans qu'ils aient fourni un grand nombre d'études à des peintres distingués.

Quelques fontaines d'eau douce, dont une ou deux que l'on dit être minérales, à cause de la rouille dont elles sont chargées, sortent de ces rochers, comme pour inviter le promeneur à s'y désaltérer.

Il y a une autre promenade bien plus attrayante pour les jeunes filles du Croisic et des environs, qui intéresse aussi beaucoup les étrangers : c'est celle de la chapelle Saint-Goustant, située au bord de la mer, près de la plage de l'établissement. Là, pleines d'espérance, elles viennent implorer le saint pour qu'il leur soit favorable. Il existe dans la chapelle une croisée maillée : pour connaître l'époque de leur mariage, elles doivent faire passer une épingle à travers les mailles; le nombre d'épingles jetées indique la quantité d'années qu'elles doivent attendre.

Bien que, depuis les guerres de l'Empire, la chapelle soit devenue un dépôt d'artillerie, les jeunes filles n'ont jamais cessé d'avoir un grand culte pour Saint-Goustant.

Les environs du Croisic sont extrêmement curieux. Saint-

Nazaire, avec son bassin à flot ; Guérande, l'une des plus anciennes villes fortifiées, avec ses tours, ses créneaux, ses portes, et son église, parfaitement conservés ; Escoublac, englouti sous les dunes ; le bourg de Batz, dont les mœurs primitives et patriarcales sont restées les mêmes depuis des siècles ; les raffineries de sel du Pouliguen et du Croisic ; les mines d'étain de Piriac, qui maintenant sont en exploitation, et qui se prolongent sous la mer ; l'île du May, avec son fort ; le rocher de Carnac, monument druidique, situé auprès de Notre-Dame d'Auray, si connue par les pèlerinages qui s'y font ; le beau pont de la Roche-Bernard, sous lequel les plus grands vaisseaux passent tout voilés ; les îles d'Hédic et de Ouate, qui ne sont qu'à deux heures du Croisic : toutes ces curiosités sont du plus haut intérêt et dignes de l'attention des voyageurs.

Les îles d'Hédic et de Ouate sont toutes les deux fortifiées et uniques dans leur genre d'administration. Bien que les habitants ne soient pas riches, les étrangers y reçoivent l'hospitalité la plus franche et la plus désintéressée. Le curé est tout à la fois gouverneur, maire, commissaire de marine, médecin, débitant de vin et de tabac ; dans les graves circonstances, il réunit et préside un conseil composé des douze plus anciens de l'île. Les bénéfices produits par la vente des boissons et du tabac sont appliqués à une caisse commune, employée à donner des secours aux malades, aux vieillards et aux orphelins, ainsi qu'à faire des avances aux maîtres des bateaux pour réparations et acquisition ; des sœurs lui viennent en aide pour soigner les malades.

Paris. — Renoux, imprimeur, rue Monsieur-le-Prince, 31.